AF312484

DE LA CONTAGION

DE LA

SYPHILIS SECONDAIRE

PAR

J. ROLLET

Chirurgien en chef de l'Antiquaille

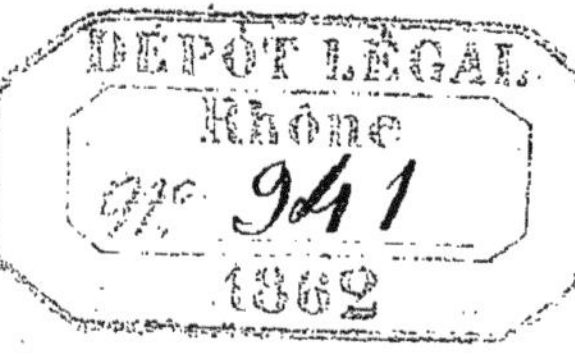

LYON

IMPRIMERIE DE VEUVE MOUGIN-RUSAND

Rue Tupin, 18

—

1862

DE LA CONTAGION

DE LA

SYPHILIS SECONDAIRE

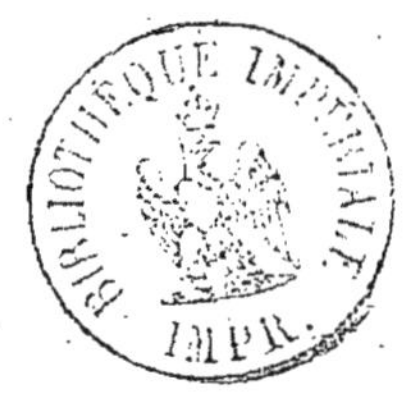

LETTRE

AU PRÉSIDENT DE LA SOCIÉTÉ DE CHIRURGIE DE PARIS [1]

Monsieur le Président,

J'ai adressé à la Société de Chirurgie (séance du 26 février 1862) une lettre de réclamation au sujet du Rapport fait par M. Cullerier sur les travaux de MM. Langlebert et Viennois. A cette époque, je ne connaissais du Rapport de M. Cullerier qu'un résumé inséré dans la *Gazette hebdomadaire;* aujourd'hui que ce Rapport vient d'être publié *in extenso* dans la *Gazette des Hôpitaux*, je vous prie de vouloir bien considérer ma première lettre comme non

[1] Cette lettre adressée à la Société de Chirurgie n'a reçu qu'une publicité restreinte, en rapport avec le but qu'elle doit atteindre. Elle est destinée à éclaircir, pour quelques hommes spéciaux, une question de priorité sur un sujet dont ils connaissent assez l'importance pour que rien de ce qui s'y rattache, même le plus simple incident historique, leur soit indifférent.

avenue et me permettre de répondre avec plus de précision aux allégations plus développées et mieux précisées de l'honorable Rapporteur.

Je faisais remarquer, dans ma première lettre, que les erreurs commises par M. Cullerier au sujet de mes propres travaux s'expliquaient tout naturellement par le parti qu'il a pris de me mettre en cause, à mon insu, devant la Société de Chirurgie, et de s'élever contre mes prétentions légitimes, sans me demander aucun éclaircissement sur la manière dont je me croyais fondé à les maintenir en face de prétentions rivales et tout-à-fait illusoires, comme on le verra plus loin.

Ainsi, loin de moi la pensée de vouloir accuser de partialité réfléchie ou d'injustice systématique un homme dont j'honore au contraire le caractère et dont je reconnais la parfaite compétence. En vérité, j'aurais mauvaise grâce à en user ainsi envers le Rapporteur qui s'est exprimé sur mon compte de la manière suivante : « Parmi ces travaux, je citerai en première ligne, et je dis volontiers hors ligne, le Mémoire de M. Rollet, publié en 1859 dans les *Archives générales de Médecine*, Mémoire très-remarquable à plus d'un titre, très-bien fait, où les observations sont présentées avec un esprit critique très-judicieux, et dans lequel rien n'a été épargné pour entraîner la conviction. »

Je reconnais qu'ici M. Cullerier a été bienveillant pour moi et très-élogieux pour mes travaux, beaucoup plus même que M. Viennois, à qui il reproche précisément un excès dans ce sens ; aussi je ne craindrais pas de dire qu'il a comblé la mesure s'il ne me paraissait qu'il a voulu me faire oublier, par d'obligeantes paroles, la manière tranchante dont il a jugé une question de priorité que je suis loin et que le public sera loin d'envisager comme lui.

Cette question, je n'y reviens qu'à mon corps défendant;

je l'ai déjà discutée plusieurs fois dans la *Gazette médicale de Lyon* (1859), et depuis lors, malgré mainte provocation, je n'avais pas cru devoir porter ailleurs ce débat tout personnel. Le voilà aujourd'hui devant la Société de chirurgie, et puisque les explications que j'ai données autrefois n'ont pas suffi à l'honorable Rapporteur, ou plutôt, tranchons le mot, puisqu'il ne les a pas lues dans le journal de province cité plus haut, et que la plupart de ses collègues sont probablement dans le même cas, il faut bien que je les reproduise, au risque de me répéter, et qu'à une nouvelle attaque sur un nouveau terrain, j'oppose une nouvelle défense.

Et d'abord, au lieu d'une question il en faut poser deux :

1° Qui le premier a imaginé, sans preuves à l'appui, que la syphilis secondaire en se transmettant se manifeste au point inoculé par une lésion primitive, un chancre ?

2° Qui le premier a démontré, au moyen d'observations précises, qu'en effet il se développait une lésion primitive, un chancre, dans toutes les circonstances et sur toutes les régions où la syphilis secondaire a l'habitude de se transmettre : c'est-à-dire, qui le premier a fait passer l'hypothèse précédente à l'état de fait démontré, ou, selon l'expression de M. Cullerier, qui l'a élevée à la hauteur d'une vérité ?

M. Cullerier termine son Rapport ainsi : « Il me paraît impossible de ne pas attribuer incontestablement à M. Langlebert le mérite de l'idée première, et à M. Rollet et à ses élèves, parmi lesquels M. Viennois est un des plus distingués, la vulgarisation de l'idée première, et une abondance d'observations cliniques et de faits d'expérimentation qui ont puissamment contribué à l'élever à la hauteur d'une vérité. » Eh bien, tout cela est erroné ou n'est vrai

qu'à demi; et comme en ces sortes de choses l'exacti-
tude la plus scrupuleuse est indispensable, qu'on me per-
mette, une fois pour toutes, de bien préciser les faits et
les dates, et on verra s'il y a lieu de conclure comme
M. Cullerier.

Il est difficile d'évaluer le mérite d'invention qui peut
revenir à celui qui a imaginé le premier que la syphilis secondaire, en se transmettant, produisait au point inoculé un
chancre. Il y en a un sans doute, et l'hypothèse la plus
gratuite a son prix. Mais ici, il fallait bien admettre de
deux choses l'une : ou que les accidents syphilitiques secondaires, en se transmettant, donnent naissance à une
syphilis d'emblée secondaire, ou bien qu'ils engendrent
une syphilis tout d'abord primitive, puis secondaire, comme
toutes les syphilis du monde.

Pareillement, pour la question plus générale de la contagion des accidents secondaires, on ne pouvait admettre que
de deux choses l'une : ou bien que ces accidents étaient
contagieux, ou bien qu'ils ne l'étaient pas. Et si, pour tous
ceux qui ont gratuitement affirmé, depuis Hunter et contre
Hunter, que la syphilis secondaire était contagieuse, il y a
un mérite bien mince, mais enfin un mérite inhérent à
cette seule affirmation, il y en a un aussi inhérent à cette
autre affirmation plus précise que la syphilis secondaire, en
se transmettant, produit tout d'abord un chancre.

Mais qui ne voit de suite que dans les deux cas c'est la
démonstration du fait qui prime tout le reste ; et, comme
je l'ai dit ailleurs, n'est-ce pas cette démonstration seule
qui donne à la proposition force de loi ?

Avant d'avoir lu les Comptes-Rendus de la Société de Médecine du Panthéon, comme M. Cullerier, je croyais que
M. Langlebert avait, non pas démontré, mais formulé le
premier la proposition en question. Je l'ai écrit en 1859,

parce qu'alors je le croyais ; mais depuis j'ai cessé de l'écrire, parce que j'ai acquis la preuve du contraire.

Les Comptes-Rendus de la Société de Médecine du Panthéon sont rares, n'en a pas qui veut ; mais avec mon vif désir de remonter aux sources, j'ai pu enfin me les procurer l'année dernière. Or, il suffit de jeter les yeux sur la brochure intitulée : *Extrait des procès-verbaux de la Société médicale du Panthéon* (Impr. Moquet, Paris 1856), pour voir que cette priorité appartient tout entière et *incontestablement* à M. Auzias-Turenne.

Voici, en effet, les propres paroles de M. Auzias, prononcées dans la séance du 14 novembre 1855 : « Plusieurs cas de vérole attribués à de prétendus chancres infectants, à des érosions chancreuses, par exemple, doivent être rapportés à la contagion directe du produit des accidents secondaires. *En effet, il n'est pas d'induration plus nettement accusée que celle qui occupe l'endroit contaminé par la communication de la syphilis par le produit des accidents secondaires* (loc. cit. p. 6). » Je recommande ce passage à M. Cullerier, avec l'indication de la séance où il a été prononcé, la date à laquelle il se rapporte et la page où il a été inséré.

C'est devant la même Société, mais seulement dans la séance du 13 février 1856 que M. Langlebert s'est expliqué à son tour sur le même sujet, et les deux ou trois lignes consacrées à la formule de sa proposition ne figurent qu'à la page 21 du recueil cité. « M. Langlebert *pense*, est-il dit, que la syphilis constitutionnelle a pour point de départ un chancre, et spécialement un chancre induré, lors même qu'elle a été communiquée par un accident secondaire. Cette observation lui est *inspirée* par ce qu'a dit M. Auzias, lequel, dans la conclusion de la consultation qu'il vient de lire, considère la syphilis constitutionnelle communiquée directement comme débutant souvent sous forme papuleuse. »

Ces citations ne laissent évidemment pas de prise à la controverse. M. Auzias a formulé, il est vrai, sa proposition avec des réserves : il admet des exceptions. M. Langlebert est plus absolu ; mais, je le répète, sur la question de priorité on ne peut même pas discuter, et j'ose affirmer que M. Cullerier l'a tranchée sans connaître la phrase de M. Auzias, antérieure de trois mois à celle de M. Langlebert.

Toutefois, je ne voudrais pas qu'on se méprît le moins du monde sur le sentiment qui me fait prendre ici le parti de M. Auzias contre M. Langlebert. Je pourrais, il est vrai, alléguer l'intérêt de la vérité ; mais on aurait droit de me répondre : de quoi vous mêlez-vous, pourquoi ne pas laisser à M. Auzias le soin de défendre lui-même ce qui lui appartient ? Je réponds, à mon tour, que M. Auzias ne réclame pas, apparemment parce qu'il juge que l'objet contesté est de peu de valeur, et il a raison ; quant à moi, si je réclame pour lui, c'est afin de répondre à une accusation grave, lancée contre moi par M. Cullerier, et qui tombe d'elle-même devant ces simples explications.

Voici ce que dit M. Cullerier, sur ce point, dans son Rapport : « M. Rollet, placé à la tête d'un hôpital, et par conséquent sur un plus vaste théâtre que ne l'est M. Langlebert, a pu à son gré étendre la question et envisager la nouvelle doctrine au point de vue clinique et expérimental, il l'a scrutée avec tant de persévérance et avec tant d'ardeur qu'il a fini par la faire sienne et par croire qu'il en est réellement le père. C'est ainsi que dans le Mémoire dont je parle, M. Langlebert est cité comme il méritait de l'être, et que dans la reproduction toute récente de ce Mémoire, qui, aujourd'hui, fait partie d'un ouvrage plus considérable, on a le regret de constater que le nom de M. Langlebert n'est même plus prononcé. » Eh bien, oui, M. Cullerier a raison : tant que j'ai cru, sur la foi de M. Langlebert, que c'était lui qui avait formulé le premier la proposition susdite, je me suis empressé de lui en faire honneur, d'autant plus qu'il en avait manifesté le désir dans plusieurs lettres aujourd'hui publiques. Mais dès qu'en remontant aux sources j'ai eu reconnu que la priorité dont il se prévalait ne lui appartenait pas, j'ai effacé son nom, purement et simplement.

M. Joulin m'a reproché vivement cet acte inqualifiable, M. Cullerier aussi, et pourtant je suis convaincu qu'après avoir vérifié le fait que je leur dénonce, ils avoueront qu'à ma place ils auraient agi comme moi.

Après tout, on ne doit compte aux auteurs que des emprunts qu'on leur fait ; et, de si près qu'on y regarde, on verra que, dans le livre incriminé, où il n'y a d'emprunté que des observations (des observations prises çà et là, sans aucune pensée d'exclusion, à une foule d'auteurs anciens ou modernes à qui j'ai rendu la plus entière justice), je n'avais rien à prendre et je ne devais rien, grâce à Dieu, ni à M. Langlebert, ni même à M. Auzias.

Ainsi donc, sur la première question, pas de doute possible, ce n'est pas M. Langlebert, mais bien M. Auzias-Turenne qui a le premier *affirmé*, mais gratuitement affirmé, que la syphilis secondaire, en se transmettant, peut produire le *chancre induré*.

Quant à la seconde question, celle de savoir qui a le premier donné la démonstration de ce fait jusqu'alors hypothétique, nous allons voir qu'elle est encore plus simple et plus facile à résoudre ; nous verrons que c'est aussi grâce à une omission, une omission grave et fort regrettable, que

M. Cullerier a hésité et ne l'a pas plus nettement tranchée en ma faveur.

Disons d'abord que cette démonstration a été singulièrement longue à se produire. M. Cullerier a-t-il bien pris garde au sort qu'a eu, pendant trois longues années, la *découverte*, *l'idée première* comme il l'appelle, après l'enfantement de 1855?

Oui, c'est en 1855 qu'a eu lieu la discussion de MM. Auzias et Langlebert, à la Société de Médecine du Panthéon. Qu'ont ajouté ces deux messieurs, dans tout le cours de 1856, à leurs deux phrases citées plus haut pour en faire le corps de doctrine que vous savez? Qu'y ont-ils ajouté? Pas une syllabe, rien.

Et dans tous le cours de 1857, qu'y ont-ils ajouté? Pas un mot, rien encore.

Et dans tout le cours de 1858, jusqu'au mois de décembre exclusivement, qu'y ont-ils ajouté? Rien ; rien, absolument rien.

Il est vrai qu'à la fin de l'année, au mois de décembre 1858, M. Langlebert a enfin publié un premier Mémoire sur la contagion de la syphilis secondaire. Mais alors que venait-il de se passer? Comme M. Cullerier ne l'a pas dit, et que telle est précisément l'omission capitale que je lui reproche (et il n'a pas été le seul à la commettre, car MM. Langlebert et Joulin n'ont jamais eu l'air d'entendre ce qu'on leur a plusieurs fois repété là-dessus), il faut bien que je le redise ici, et que je le proclame hautement, en priant l'honorable Rapporteur de vouloir bien réparer publiquement son erreur, lorsqu'il l'aura reconnue.

Je dis que *six mois* avant le premier Mémoire de M. Langlebert, j'avais publié une Note importante qu'on a toujours affecté de passer sous silence.

M. Cullerier a noté expressément, dans son Rapport,

qu'au mois de décembre 1858 , M. Langlebert avait rapporté trois observations de chancres de la verge, contractés au contact de plaques muqueuses vulvaires, et par opposition, il a soutenu que mes premiers travaux, à moi, sur le chancre produit par la contagion de la syphilis secondaire, et spécialement sur le chancre du mamelon et de la bouche, ne dataient que de février 1859 ; l'un a écrit en 1858, l'autre, en 1859, donc la priorité n'est pas douteuse.

Mais M. Cullerier est un homme impartial, et il va suffire de lui montrer son erreur pour qu'il la redresse. Car, je le demande, si ce n'était une omission, serait-ce de l'impartialité que de signaler cette publication de M. Langlebert, sans mentionner, comme publication antérieure, celle que j'avais faite six mois auparavant? D'autant plus qu'il y a, dans ma Note de juillet 1858, une explication du *chancre céphalique* que je retrouve dans le Mémoire de décembre 1858, de M. Langlebert, mémoire où pourtant les trois observations rapportées ne concernent que des *chancres génitaux;* et n'est-ce pas un indice que ma publication, lorsque notre confrère rompait, à cette date, un silence de trois années, n'était peut-être pas étrangère à cet heureux événement.

Oui, je le répète, qu'on cherche dans le Rapport de M. Cullerier la mention de mon écrit de 1858, on verra que cet écrit est passé sous silence, qu'il n'en est pas dit un mot; et c'est à moi que le Rapporteur ne craint pas d'adresser ce dur reproche, d'autant plus dur qu'il tombe de plus haut : « Mais, à ce propos, je dois signaler un fait qui, malheureusement, n'est pas sans précédent, dans l'histoire des sciences médicales. C'est que M. Rollet paraît vouloir aujourd'hui revendiquer pour lui-même le mérite de la découverte, et qu'il a trouvé quelques amis et des élèves qui lui ont fait écho. » Voilà ce que dit de moi M. Cullerier, sans

*

remarquer qu'il s'expose à ce que je lui manque d'égards à mon tour, en lui retournant simplement sa phrase : « N'est-il pas vrai qu'après avoir si souvent revendiqué en vain le mérite de la découverte, M. Langlebert doit s'estimer heureux d'avoir enfin trouvé un Rapporteur *ami* pour lui faire écho ? »

Voici à quel propos j'avais fait ma première publication : dans le courant de l'été 1858, je faisais des leçons, à l'Antiquaille, sur le chancre produit par la contagion de la syphilis secondaire, et spécialement sur le chancre du mamelon et de la bouche. Je citais des observations, beaucoup d'observations, dont quelques-unes m'étaient personnelles ; mais la plupart empruntées à des auteurs anciens, bien antérieurs à 1855, observations qui étaient à la disposition de tout le monde, et que j'étais pourtant le premier à interpréter comme des exemples frappants du fait nouveau que j'enseignais aux élèves. En même temps, j'avais à rendre compte, dans la *Gazette médicale de Paris*, des *Leçons sur le chancre*, de M. Ricord, publiées par M. Fournier ; je profitai tout naturellement de cette occasion pour résumer dans mon Compte-Rendu les points principaux de la démonstration que je venais de faire dans mes leçons, en attendant que j'eusse le loisir de publier ces leçons elles-mêmes, sous une forme moins abrégée. Cette seconde publication eut lieu en effet au commencement de 1859, dans les *Archives générales de médecine* (numéros de février, mars et avril).

Or, qu'on veuille bien prendre la peine de lire ma Note de juillet 1858, et l'on verra qu'elle résume tout mon Mémoire de 1859, absolument tout. Dans cette Note, j'indique déjà que la bouche (fait qui domine toute la question) est le principal foyer, le grand laboratoire de la syphilis secondaire ; que la bouche, par conséquent, doit porter la syphilis secondaire partout où elle s'applique plus particulièrement. Je fais remarquer, qu'en raison de ses fonctions physiologiques ou de nos habitudes sociales, l'organe avec lequel la bouche a le plus de rapport c'est la bouche elle-même, entre adultes, et le sein, entre nourrissons et nourrices. Je pose en principe que la syphilis secondaire est contagieuse, et qu'elle se transmet au point inoculé, sous forme de chancre primitif. En conséquence :

1° Le chancre de la bouche ou chancre *céphalique* est presque toujours un chancre infectant, parce qu'il procède presque toujours de la contagion de la syphilis secondaire. C'était donc par le fait de la contagion de la syphilis secondaire, avec cette particularité que la syphilis secondaire, en se transmettant, produit un chancre primitif, que j'expliquais, dès cette époque, la prédominance bien connue des chancres infectants dans la région céphalique.

2° Le chancre *mammaire* est, comme le chancre céphalique, presque toujours infectant, c'est-à-dire syphilitique, et pour la même cause que ce dernier.

Surtout, qu'on le remarque bien, je parle dans cette Note d'observations, de faits existants dans la science; et d'abord, de toutes les observations connues alors de chancres céphaliques; en second lieu, de toutes les observations de chancres mammaires que j'ai relatées depuis. Ces observations, j'y fais allusion, je les annonce dans cette phrase très-explicite : « Qu'on dresse une statistique pour le sein comme on en a dressé une pour la bouche; qu'on fasse l'inventaire des chancres *mammaires* comme on a fait celui des chancres *céphaliques*, et l'on verra si parmi les premiers l'espèce infectante ne prédomine pas au moins autant que parmi les seconds. »

Du reste, voici le texte même de la partie essentielle de la Note en question : « M. Ricord ne croit pas à la contagion des accidents secondaires. Mais pour ceux qui ont sur ce point des opinions différentes, n'est-il pas tout naturel que la région céphalique présente à l'observation le chancre infectant plus souvent que le chancre simple ?

« Le chancre simple ne se généralise pas ; il reste donc confiné sur les points où s'opèrent les contacts les plus intimes, c'est-à-dire sur les régions génitales.

« Le chancre infectant, au contraire, se généralise, il devient la vérole. Il donne lieu aux accidents secondaires, transmissibles comme l'accident primitif, et donnant lieu, à leur tour, chez le sujet inoculé, à un ulcère infectant.

« Or, quand on sait combien les accidents secondaires se rencontrent fréquemment à la bouche et à toute la région céphalique, y a-t-il lieu de s'étonner que le chancre infectant s'observe plus souvent que l'autre dans ces mêmes régions. Entre individus, les régions qui se trouvent le plus souvent en contact sont les régions similaires : la bouche inocule la bouche, comme les organes génitaux inoculent les organes génitaux ; nous nous trompons, il y a une exception :

« Il y a une exception naturelle (nous n'avons à parler que de celle-là) pour l'enfant syphilitique et sa nourrice. *Dans ces cas nombreux, extrêmement nombreux et bien connus depuis quelques années, on voit les plaques muqueuses de la bouche de l'enfant en contact avec le sein de la nourrice inoculer celui-ci : aussi, qu'en résulte-t-il ? Qu'on dresse une statistique pour le sein comme on en a dressé une pour la bouche, qu'on fasse l'inventaire des chancres mammaires,* comme on a fait celui des chancres *céphaliques,* et l'on verra si parmi les premiers l'espèce infectante ne prédomine pas au moins autant que parmi les seconds. » *Gazette médicale de Paris,* numéro du 24 juillet 1858, tome XIII, page 476.)

13

Maintenant, que dirai-je de mon Mémoire de février, mars et avril 1859? Il contient précisément les faits auxquels je faisais allusion en juillet 1858, comme on peut s'en assurer en comparant les deux publications. Cet inventaire des chancres *mammaires* et *céphaliques*, dressé par moi devant les élèves de l'Antiquaille, et signalé dans la *Gazette médicale*, je le reproduis *in extenso* dans les *Archives*.

Nous avons déjà discuté cette question, M. Langlebert et moi. Voici ce que je disais alors de ce Mémoire :

« Ce Mémoire a été un travail tout d'observations, et si j'ai rencontré la vérité, c'est après l'avoir opiniâtrement recherchée où je devais la trouver, c'est-à-dire dans les faits, non ailleurs.

« Songez, mon cher Collègue (je m'adressais au Rédacteur de la *Gazette médicale de Lyon*, M. le Docteur Diday), que mes observations ne portaient pas sur moins de quatre-vingts malades! chiffre considérable, auquel je ne suis arrivé que lentement, et qui prouve combien j'étais moins pressé de soulever la question et d'y prendre pied que de contribuer efficacement à sa solution.

« Parmi ces observations, les unes recueillies par moi, ou par des internes de l'Antiquaille, avaient servi à faire naître, à développer et à grandir ma conviction; d'autres qui existaient dans la science, dont tout le monde pouvait profiter, puisqu'elles étaient du domaine public, et dans lesquelles néanmoins j'ai été le premier à découvrir la démonstration que je cherchais, — observations bien antérieures à toute discussion doctrinale sur ce sujet, et que j'ai dû naturellement accepter telles quelles, — sont venues donner à mes opinions une consécration éclatante, et d'autant plus décisive qu'elle était impersonnelle.

« Je parle non - seulement des faits d'inoculation de Wallace, de Waller, de Vidal, de Rinecker, voire même de l'anonyme du Palatinat, que j'avais déjà résumés dans mon Mémoire, que depuis un de mes élèves, M. Guyenot, a si bien appréciés un à un dans sa Thèse, et où l'on voit les inoculateurss obtenir tous le même résultat, c'est-à-dire faire des chancres sans le savoir ; je parle surtout des observations cliniques recueillies sur de vrais malades, chez lesquels la vérole n'avait rien d'artificiel.

« En première ligne, je place les observations de chancres du mamelon produits par la contagion de la syphilis du nouveau-né.

« Qui donc avant moi (car il faut bien que je parle aussi de mon initiative, puisqu'on m'en oppose une autre), qui donc s'était avisé de considérer comme des chancres primitifs les lésions inoculées au mamelon de la nourrice par la bouche du nouveau-né syphilitique? Qui donc en avait donné la preuve répétée, directe, irrécusable, preuve que le pinceau d'un artiste habile vient encore de fixer tout récemment sur l'album de l'Antiquaille.

« Bon nombre de ces observations se trouvaient dans un livre aujourd'hui classique, votre *Traité de la Syphilis des nouveau-nés.* — Vous n'y aviez pas découvert, quelqu'autre y avait-il donc trouvé les chancres que tout le monde peut y voir aujourd'hui? Qui donc a montré, dans la marche, dans l'aspect et tous les caractères de ces lésions, les signes jusque-là méconnus de l'accident primitif? N'était-il pas nécessaire, pour arriver à cette détermination précise, de se débarrasser de vieilles erreurs, de choisir un nouveau guide, en un mot, de trouver une clef révélatrice, et cette clef, n'est-ce pas moi qui l'ai donnée?

« Après les observations de chancres *mammaires* sont venues celles de chancres *céphaliques*, les deux produits les plus intéressants de la contagion secondaire. Combien n'a-t-on pas disserté, combien n'a-t-on pas publié de leçons, thèses ou mémoires sur ce fameux chancre céphalique, le dernier boulevard de l'unité vénérienne ? N'est-ce pas moi (je vous demande pardon de parler toujours à la première personne) qui ai donné le premier à ce problème syphilo-graphique sa véritable solution ? Je l'ai donnée, non-seulement en remontant à l'origine du mal, mais en montrant par des faits cliniques, authentiques, notoires, éclatants, son mode habituel de production. Sans doute on peut contester, comme vous l'avez fait vous-même, l'interprétation que j'ai donnée du caractère en apparence si bizarre et en réalité si naturel de ce chancre; on peut la contester, je le répète, mais on ne peut pas m'en déposséder, etc. » (*Gazette médicale de Lyon*, numéro du 16 décembre 1859.)

Au moment où j'écrivais ces lignes, il restait encore beaucoup à faire sur cette question. Au lieu de me contester une priorité qui m'est trop bien acquise pour qu'elle me soit jamais ravie (et c'est à cela que s'est borné jusqu'à ce jour tout le travail de mes compétiteurs), n'eût-il pas mieux valu se mettre à l'œuvre et compléter les recherches considérables que je venais d'entreprendre?

Ne restait-il pas à élucider cette grande et capitale question de la transmission de la syphilis par la vaccination? Où en était-elle avant mes travaux? Était-elle seulement née? N'est-ce pas moi qui, de concert avec l'un de mes élèves les plus distingués et de mes meilleurs amis, M. A. Viennois, ai réuni les observations éparses dans la science, pour en tirer les conséquences pratiques qui en découlent tout naturellement. C'est ainsi que le chancre *vaccino-syphilitique* est venu se joindre, comme produit de la contagion de la syphilis secondaire, au *chancre mammaire* et au *chancre céphalique*. M. Cullerier parle, dans son Rapport, des obscurités du fait de Rivalta. Mais, au contraire, ce fait ne vient-il pas se ranger à côté de ceux que nous avions déjà relevés, M. Viennois et moi? N'est-il pas le digne pendant de celui qui a si vivement agité l'Allemagne, en 1852, et qui a motivé le procès Hubner? Deux observateurs distingués ont vu les malades, MM. Pacchiotti et Martorelli; tous deux ont été rapporteurs de commissions nommées, l'une par le gouvernement, l'autre par le congrès médical d'Acqui; tous deux ont adopté les mêmes conclusions, conclusions remarquables par la manière dont elles concordent avec tout ce que nous avions déduit, M. Viennois et moi, des faits déjà nombreux qu'il nous avait été donné d'analyser. C'est-à-dire que ce fait de Rivalta est la confirmation la plus éclatante qui pût être donnée à la doctrine nouvelle, pour laquelle on ne pouvait évidemment pas rêver cette fortune d'être répandue, dès sa naissance, dans tout le monde médical, et de jeter une lumière si vive sur les faits réputés jusque-là les plus impénétrables.

Etait-ce tout? non, restait encore l'œuvre la plus délicate et la plus pratique. Restait à édifier sur ces faits nouveaux une médecine légale toute nouvelle, surtout en ce qui concerne la transmission de la syphilis entre nourrices et nourrissons. C'est ce qu'on m'a encore laissé entreprendre, seul et le premier, dans un Mémoire inséré dans la *Gazette hebdomadaire*, puis dans mon livre de 1861; les principes que j'y ai exposés dérivent si bien de la nature des choses qu'on n'y a fait aucune objection sérieuse, et M. Cullerier lui-même, à en juger par quelques phrases de son Rapport, semble les adopter déjà dans toute leur teneur.

Tout ce que je viens dire ne donne qu'une idée très-incomplète de ce qu'est devenue, entre mes mains, la doctrine nouvelle, depuis mes travaux de 1858. Cette doctrine occupe une bonne partie de mon livre, intitulé : *Recherches cliniques et expérimentales sur la Syphilis* (Paris et Lyon 1861.) Elle domine aujourd'hui toute la syphilographie, car les questions les plus élevées d'hygiène, de médecine légale et de pathogénie y convergent comme à leur centre commun. Plus on ira et plus on sera forcé de s'y rattacher, comme au seul guide qui puisse conduire sûrement à l'interprétation rationnelle et vraie des cas les plus difficiles et les plus communs de la contagion syphilitique. Cette doctrine que j'ai fondée sur les faits répandra désormais sur l'observation autant de lumière qu'elle lui en a empruntée. Et c'est elle qu'on voudrait confondre avec la formule abstraite de 1855? Ces trois ou quatre lignes qui ont été, pendant trois ans, entre les mains de MM. Auzias et Langlebert, une lettre morte, auraient la prétention de primer et d'absorber maintenant tant de travaux patiemment médités, tant de faits laborieusement recueillis, tant d'observations longuement commentées! Non, une pareille énormité ne se verra pas; elle ne saurait supporter une minute l'épreuve d'une loyale et libre discussion.

On m'a reproché de m'être fait une trop large part dans mon livre de 1861. Voici ce que j'ai écrit dans une note de ce livre, le seul endroit où je fasse allusion aux querelles de priorité qui m'ont été si souvent et si injustement faites. Encore aujourd'hui, je regarde cette note comme inattaquable, à quelque point de vue qu'on se place :

« Avant mes premiers travaux sur le chancre produit par la contagion de la syphilis secondaire, aucun auteur n'avait encore décrit, comme des chancres primitifs, et surtout comme des chancres indurés, les lésions mammaires que

la bouche du nourrisson syphilitique inocule à sa nourrice.
Nul n'avait regardé, comme provenant de l'inoculation de la
syphilis secondaire, la grande majorité, pour ne pas dire
la totalité des chancres buccaux, et pas un des nombreux
expérimentateurs qui avaient inoculé artificiellement la syphilis secondaire ne s'imaginait avoir produit, au point inoculé, un chancre, un vrai chancre primitif.

« Sur toutes ces variétés chancreuses, comme sur le
chancre mixte et le chancre vaccino-syphilitique, j'ai fait
des observations (soit seul, soit de concert avec des élèves
de l'Antiquaille) dont aucun de mes contemporains n'a pu
réclamer la moindre part, si ce n'est par insinuation. Ceux-
là même qui répètent le plus souvent aujourd'hui et crient
le plus haut, qu'ils ont promulgué avant moi la loi de transmission de la syphilis secondaire se placent prudemment
sur un autre terrain, en dehors de la clinique, et se ratta-
chent à une formule abstraite sur laquelle M. Ricord n'en-
tend pas, à ce qu'il paraît, abdiquer ses droits, etc.,
p. 320. »

Je cite ici M. Ricord, et en effet, n'est-ce pas lui qui a
dit le premier, d'une manière absolue, que la syphilis dé-
bute toujours par le chancre. Voilà le résultat d'une expé-
rience de trente années, la plus vaste qui ait existé de
mémoire d'homme en matière de syphilis. La syphilis com-
mence toujours par le chancre, d'après M. Ricord ; donc,
si elle est contagieuse à la période secondaire, même à
cette période, c'est encore, devait-on naturellement se
dire, sous forme de chancre qu'elle se transmet.

Pour ma part, je m'estime heureux de ne m'être si fort
éloigné des doctrines de cet éminent syphilographe, que
pour me rapprocher autant du résultat le plus constant
et le plus invariable de sa longue et clairvoyante observation.

En terminant cette lettre, où je vous ai si longtemps et si exclusivement entretenu de moi, permettez-moi, Monsieur le Président, de vous faire remarquer que rien n'est moins dans mes habitudes, et que d'ailleurs je n'ai rien dit qui ne fût une réponse aux attaques répétées dont j'ai été l'objet. Sans doute, j'attachais trop d'importance aux suffrages de la Société de Chirurgie pour ne pas avoir à cœur de lui exposer la vérité tout entière, quelque longue et fastidieuse qu'elle fût ; mais aussi je tiens trop à son estime pour ne pas lui faire observer qu'en cela j'ai dû céder à la nécessité, et qu'après tout, en face de prétentions mal fondées, patronées par un homme dont la parole fait autorité, je me suis borné à maintenir mes droits dans les limites de la plus stricte justice.

Lyon, 10 Mars 1862.

J. ROLLET.

Lyon, impr. Ve Mougin-Rusand.

www.ingramcontent.com/pod-product-compliance
Ingram Content Group UK Ltd.
Pitfield, Milton Keynes, MK11 3LW, UK
UKHW021643130726
13696UKWH00005B/2378